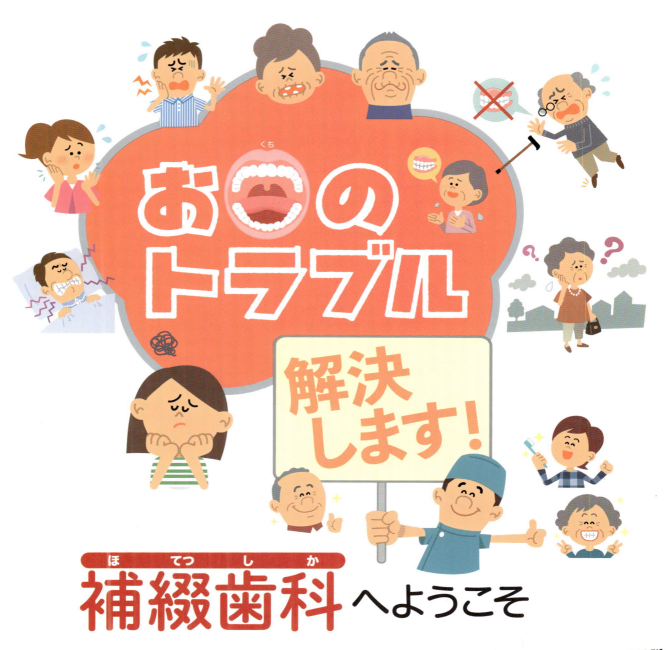

お口のトラブル 解決します！

補綴歯科（ほてつしか）へようこそ

編集 ● 公益社団法人 日本補綴歯科学会

医歯薬出版株式会社

This book was originally published in Japanese
under the title of :

OKUCHI-NO-TORABURU KAIKETSU SHIMASU—HOTETSU-SHIKA HE YŌKOSO
(Welcome to Prosthodontics : Troubleshooting in Oral Health)

Editor :
Japan Prosthodontic Society

© 2019 1st ed.

ISHIYAKU PUBLISHERS, INC.
  7-10, Honkomagome 1 chome, Bunkyo-ku,
  Tokyo 113-8612, Japan

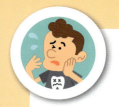 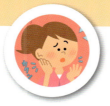 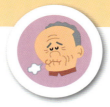

お口のトラブル 解決します！
──補綴歯科(ほてつしか)へようこそ──

公益社団法人　日本補綴歯科学会理事長　**市川哲雄**

　「補綴」と書いて"ほてつ"と読みます．古書や歌舞伎にも出てくる由緒正しい言葉で，歯科の世界では知らない人は一人もいません．しかし，一般の方には残念ながら十分に認知されていない言葉です．歯科の世界の「補綴歯科」は，「歯が欠けたり，なくなった場合にクラウン・ブリッジ（かぶせもの），義歯（入れ歯），インプラントなどの人工物を入れて，かむ機能や見た目を直す歯科治療」をいいます．また，それだけでなく，お口の中のがん，お口の生まれつきの異常，あるいは老化や病気，けがなどによるお口の機能低下や障害，あごやお口の痛みなどに対して，人工の装置で改善したり回復したりすることも含みます．オーケストラでいうコンサートマスター，建築ならば大工の棟梁のような立場で，歯科の治療の設計をし，実際の治療もする診療分野と理解してください．

　この本は，「補綴歯科」を専門とする学会，歯科の中でも最も歴史のある学会の一つである日本補綴歯科学会が執筆し編集した「補綴歯科」を紹介する本です．本書が補綴歯科の役割の理解とともに，お口のトラブルの解決，そして栄養管理，健康維持に役立てば望外の幸せです．

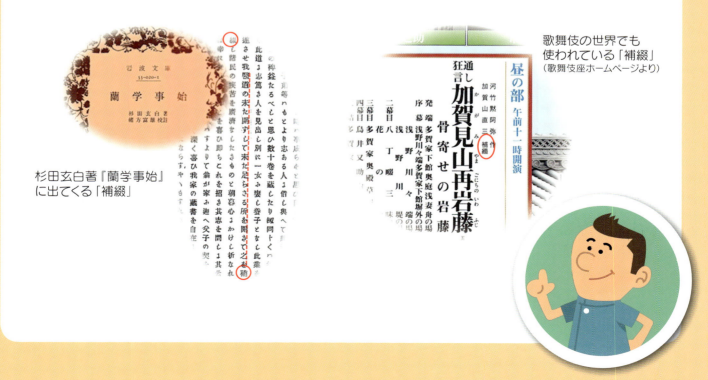

杉田玄白著『蘭学事始』に出てくる「補綴」

歌舞伎の世界でも使われている「補綴」
（歌舞伎座ホームページより）

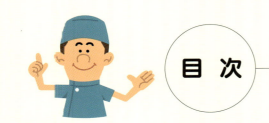

目次

1 こんなお悩みありませんか？

1-1	うまくかめない，かむと痛い	2
	① 「かみ合わせ」ってご存じですか？	2
	② こんなにある！「かむ」効果	4
	③ お口も年を取るんです	6
1-2	口もとが気になって……思い切り笑いたい！	8
1-3	しゃべりにくい，聞き取りにくいと言われます	10

2 どんな治療をご希望ですか？

2-1	歯が抜けた！ 放っておいたらいけないの？	12
2-2	いろんなクラウンがあるみたい．どうちがうの？	14
2-3	歯型をとらずにクラウンができるの？	18
2-4	歯をあまり削らないブリッジがあるの？	20
2-5	よくかめて，目立たない部分入れ歯はないですか？	22
2-6	よく外れるし，痛いんです！ なんとかなりませんか？	24
2-7	インプラントに興味があります	26
2-8	がんで口の手術をしました．また食べられますか？	28

3 こんな「困った！」にも対応します

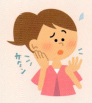
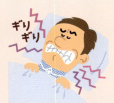

3-1	寝ているときに歯ぎしりしているみたいなんです	30
3-2	睡眠時無呼吸症候群の治療が歯医者さんでできると聞きました	32
3-3	あごがカクカク，口が開かない，痛いんです	34
3-4	金属アレルギーなので，治療に使う金属が心配です	36

4 お口の機能をチェック！

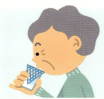
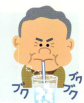

4-1	きちんとかめますか？	38
4-2	スムーズに飲み込めますか？	40
4-3	話すときに気になることはないですか？	42

5 お口のリハビリテーション

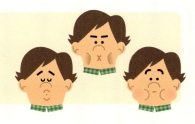

| 5-1 | もう一度食べやすく，しゃべりやすくなるために | 44 |

イラスト●ヨシザキアサコ

執筆者一覧

【編集】

公益社団法人　日本補綴歯科学会
社会連携委員会
　　委員長　　山口泰彦
　　副委員長　関根秀志
　　委員　　　島田　淳
　　　　　　　坪田有史
　　　　　　　吉岡　文

【執筆者】

市川哲雄　（徳島大学）	田中昌博　（大阪歯科大学）
大川周治　（明海大学）	津賀一弘　（広島大学）
大久保力廣　（鶴見大学）	坪田有史　（東京都開業）
小野高裕　（新潟大学）	馬場一美　（昭和大学）
窪木拓男　（岡山大学）	細木 眞紀　（徳島大学）
越野　寿　（北海道医療大学）	水口俊介　（東京医科歯科大学）
櫻井敏継　（鶴見大学）	山口泰彦　（北海道大学）
志賀　博　（日本歯科大学）	山本真由　（大阪歯科大学）
島田　淳　（東京都開業）	横山敦郎　（北海道大学）
白井麻衣　（鶴見大学）	吉岡　文　（愛知学院大学）
関根秀志　（奥羽大学）	吉田光由　（広島大学）

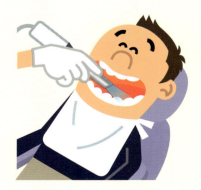

お口のトラブル 解決します！
補綴歯科へようこそ

1 こんなお悩みありませんか？
2ページ～

2 どんな治療をご希望ですか？
12ページ～

3 こんな「困った！」にも対応します
30ページ～

4 お口の機能をチェック！
38ページ～

5 お口のリハビリテーション
44ページ～

1 こんなお悩みありませんか？①

うまくかめない，かむと痛い

①「かみ合わせ」ってご存じですか？

かみ合わせってなんですか？

「かみ合わせ」とは，物をかんだときに，上の歯と下の歯がどんなふうに接触しているかを見たものです．正しいかみ合わせというのは，簡単にいうと「前歯でも奥歯でも，上の歯と下の歯がしっかりとかみ合っていること」といえるでしょう．これはご自身の歯ではもちろん，かぶせ物（クラウン）やブリッジ，入れ歯などの人工の歯でも，とても大切なことです．

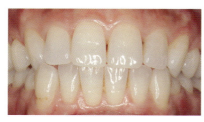 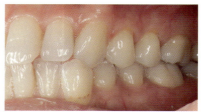

正しいかみ合わせは，前から見ても横から見ても，上の歯と下の歯がしっかりとかみ合っています

上下の歯がしっかりとかみ合わず，かみ合わせが安定していないと，ある特定の歯だけが他の歯より早く接触したり，強く当たったりして，歯や歯ぐきに傷がつき，かむと痛みが出ることもあります．

では，どうしてかみ合わせに問題が起こるのでしょうか？

歯を抜けたままにしておくと……

かみ合わせが悪くなる原因の一つに，歯が抜けたまま放置しておくことがあります．むし歯や歯周病で歯を失った後に，抜けたまま放っておくといろいろな問題が起こります．

まず，歯がないので，うまくかめない，話しにくい，見た目が悪いなどの問題が起こります．

それから，抜けた歯の隣の歯がすき間に向かって傾いてきたり，抜けた歯とかみ合っていた歯が伸びてきたりすることもあります．このように残った歯が

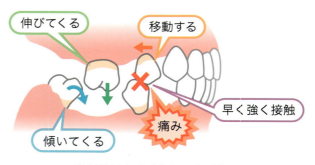

歯が抜けたままにしておくと…

動くと，歯並びが悪くなり，歯みがきがしにくくなって，むし歯や歯周病になりやすくなります．さらにかみ合わせが変わることによって，かむ筋肉やあごの関節に痛みが出たり，かみにくくなることもあります．

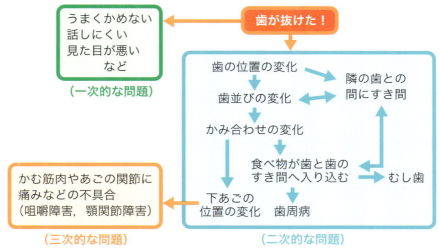

さらにさまざまな問題につながることも……

（藍　稔：スタンダードパーシャルデンチャー補綴学，2016 を参考に作成）

うまくかめないのはなぜ？

　物を食べるときには，まず食べ物を認識し，口の中に取り込みます．そして，唇を閉じて，硬さや味を感じながら，上下の歯がしっかりとかみ合うことで食べ物をかみつぶし，唾液と混ぜ合わせ，飲み込みやすい軟らかく小さなかたまり（食塊）をつくります．

　このときに働くのは歯だけはありません．下あごがしっかり閉じて，舌やほお，唇などの筋肉が，食べ物が歯列からこぼれ落ちないよう協調して働きます．

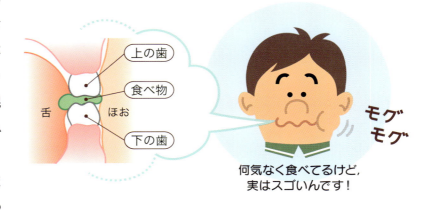

　食塊は，舌によって口の奥のほうへと移動し，のどから食道へと飲み込まれます．

　このように，私たちが普段何気なく行っている「食べる」という行為は，実は口や口のまわりの筋肉，あごなどがお互いに協調し合って行っている，とても複雑な運動なのです．そして，かみ合わせはこの運動にとても大きな影響を与えています．

　歯を失ったままにしておくと，しっかりとしたかみ合わせができなくなり，かんだり飲み込んだりすることが難しくなります．そうするとおいしく食べられなくなり，食が細り，十分な栄養もとれなくなってしまいます．つまり口の中だけでなく全身の健康にも悪い影響を及ぼすことになるのです．しっかりとしたかみ合わせは，全身の健康にもたいへん重要です．

（横山敦郎）

1 うまくかめない，かむと痛い
②こんなにある！「かむ」効果

かむことで脳が活性化？！

　昔から手先を使う作業は脳の老化防止によいといわれており，このことは科学的にも証明されています．では，かむことはどうでしょうか？　これも最近の研究で，老化防止，特に認知症予防に有効であることが示されています．

　下のちょっと不思議な図は「ペンフィールドの小人」といわれる図で，大きく描かれている部分ほど脳の多くの部分を使うことを示しています．そのため，実際の各パーツとはずいぶん大きさの比率が異なっています．この図を見ると，口や口にかかわる部分がたくさん脳を活動させていることがわかると思います．

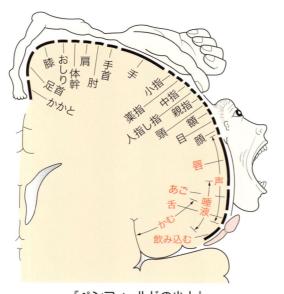

『ペンフィールドの小人』
（Rasmussen and Penfield, 1947より改変）

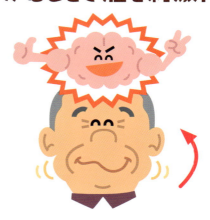

しっかりかんで，認知症予防

　認知症の人と健康な人のお口の状態を調べたところ，健康な人のほうが認知症の人より多くの歯が残っており，たとえ歯がなくなっていても，入れ歯などでかむ機能が回復されていることがわかりました．かむことが脳に刺激を与え，脳機能の老化を抑制することが動物実験でも示されています．

　しっかりかみ，よくしゃべり，よく笑う──お口の機能をたくさん使うことが，認知症予防の第一歩といえます．

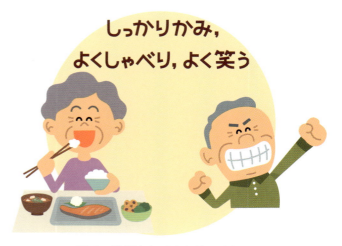

お口の機能をたくさん使いましょう

かむことは転倒・骨折の予防にも

　人はなにかをしようとするとき，無意識にかみしめてから動作を開始したり，最大限の力を出そうとしたりするときに食いしばることが知られています．歯が1本もない人に，入れ歯を入れた場合と入れていない場合で同じ運動をしてもらう実験を行ったところ，入れ歯を入れていないときは，入れ歯を使用しているときと比べて動作が遅くなることがわかりました．

　かみ合わせがしっかりしていないと力が出なかったり，動作が遅くなったりするので，安定したかみ合わせを維持することは，転倒や骨折の予防に有効であるといえます．もし，歯がなくなってしまっても，よく合った入れ歯を適切に使用することで，かみ合わせをよくすることができます．

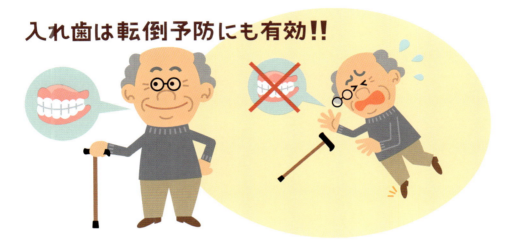

よくかんで，ますますおいしく

　人は，唾液に溶け出した食べ物の味を感じることで，おいしさを感じています．つまり，おいしく食べるには，食べ物の成分が唾液に溶け出すことが不可欠です．よくかむことで唾液がたくさん出るようになり，唾液に食べ物の味や成分がたくさん溶け出すことで，ますますおいしさを感じることができます．また，唾液がたくさん出ることによって，食べ物を飲み込みやすくなります．さらに，唾液には消化酵素や殺菌成分が含まれているため，消化吸収を助ける役割もあります．

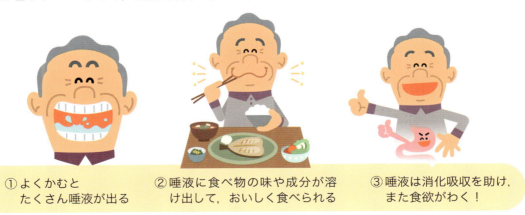

（越野　寿）

1 うまくかめない，かむと痛い
③お口も年を取るんです

「フレイル」ってなんですか？

　最近，「フレイル予防が大切！」ということを聞いたことはありませんか？「フレイル」とは，"なにかの病気になったわけではないのに，だんだん身体が思ったように動かなくなったり，元気がなくなって憂鬱になったりして，生活の不自由さが増えていく状態"のことで，身体だけでなく，精神や社会性も含む考え方です．また，「フレイル」は，健康な状態から一気に寝たきりのような状態へと急降下するのではなく，ゆるゆると落ちていく変化です．しかし，一度「フレイル」の状態になってしまったとしても，適切な努力によって元に戻すことができるのです．

　この「フレイル」の状態から，できるだけ寝たきりのほうに進まないように，健康な状態へ戻すようにすることが大切なのですが，それにはお口の健康が大きく関係しているといわれています．

お口も年を取る！「オーラルフレイル」

　お口には，かむ，味わう，飲み込む，話すなどのたくさんの機能があります．そういったお口の機能がだんだん低下してしまうのが，「オーラル（口の）フレイル」です．

　しかし，「オーラルフレイル」もきちんと歯みがきをして，適切な治療を行うことで，「フレイル」と同様，健康な状態へ戻すことができます．

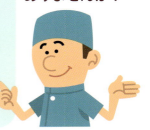

オーラルフレイルの症状
- 歯みがきがうまくできなくなって，口の中が不潔になってきます
- 唾液が出にくくなって，口の中が乾燥します
- かむ力が弱くなります
- 舌や唇の筋肉の力が弱くなります
- 飲み込む力が弱くなります

こんな症状ありませんか？

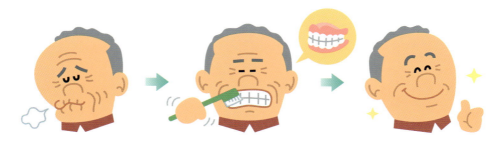

きちんと歯みがきをすれば，お口も若返ります！

お口から全身へ「フレイル」は広がります

　7ページの図は，お口の機能の低下を通して，全身の機能の低下が進行する様子を示しています．この図の中の「オーラルフレイル期」は，なんとなくしゃべりにくかったり，うまく食べられなかったりといった，わずかなお口の機能低下がみられる時期にあたります．

| 前フレイル期 | オーラルフレイル期 | フレイル期 |

人づき合いがなくなる　→　お口の清潔にも関心がなくなり，歯みがきをしなくなる ➡ むし歯や歯周病に　→　歯がなくなって，食べこぼしたりむせたりするようになる．また，食事のバランスも悪くなる　→　栄養が十分にとれなくなり，全身の状態が悪くなる

　たとえば，人と会わなくなったりして家に閉じこもるようになると，元気もなくなり，見た目にも気を使わなくなり，お口の健康に注意を払う意欲（「オーラルリテラシー」といいます）も減ってきます．すると歯みがきもあまりしなくなり，その結果，むし歯や歯周病によって歯が失われ，食べられない食品が増えて，栄養が偏ってしまいます．そうすると，全身の健康状態も悪くなり，「フレイル」の状態がどんどん悪化していきます．

　ですから，「フレイル」から脱するためには，まずお口の健康に注意を払い，しっかりと歯みがきをして，歯をこれ以上失わないようにしましょう．そして，歯を失ってしまった場合には，歯科医院で入れ歯を入れるなどの適切な治療を受けることが大切です．

「口腔機能低下症」の検査をしてもらいましょう

　2018年4月から「口腔機能低下症」という病名で，歯科医院で検査ができるようになりました．この検査には，舌の汚れ，口の中の乾燥，かみ合わせの力，舌や唇の運動能力，食べ物をかむ機能，飲み込む機能の項目があります．

　ここで重要なのは「口腔機能低下症」の状態は，お口のお手入れや管理によって元に戻すことができるということです．詳しくは本書の「4．お口の機能をチェック！」（P.38）や「5．お口のリハビリテーション」（P.44）の項を参照してください．そしてぜひ歯科医院でチェックしてもらってください．

（水口俊介）

「オーラルフレイル」は，検査を受けて適切な治療をすれば，元気な状態に戻すことができます！

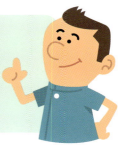

1 こんなお悩みありませんか？②

口もとが気になって……
思い切り笑いたい！

美しい口もとってどんなもの？

　美しい笑顔と口もとは密接にかかわっています．どんなお顔を美しいと思うかは個人的な好みも大きいものですが，歯科にはお顔と口もとの美しさを客観的に評価するための指標があります．ここではよく使われるものをいくつかあげてみます．

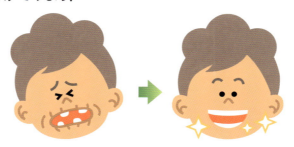

口もとが変わるとお顔の印象も大きく変わります

● **スマイルライン**

　ほほえんだときに見える，上の前歯の先端を結んだラインです．口もとの見た目をよくするために歯科の治療をする際には，唇と歯の位置関係にも気を配ります．スマイルラインが下唇のラインに沿っているのが美しいとされています．

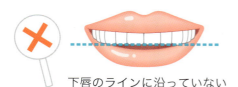

下唇のラインに沿っていない

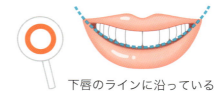

下唇のラインに沿っている

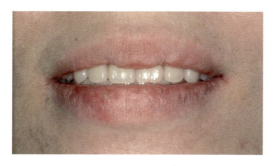

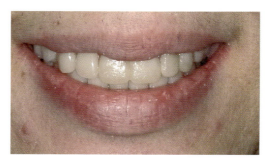

入れ歯の形で，口もとの印象も大きく変わります

● **歯ぐきのライン**

上の歯の生え際を結んだラインも，口もとの印象を左右します．図のように，真ん中の前歯の生え際が高く，隣の歯は少し低く，3番目のとがった歯（犬歯）はまた高く，というように「高い・低い・高い」となっていることが美しいとされています．

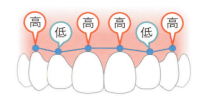

● **Eライン**

顔を横から見たときの鼻の先とあごの先を結んだラインのことです．このラインと上下の唇の位置関係で横顔の美しさを評価します．上下の唇がEライン上，もしくは内側にあるのが美しい横顔とされています．

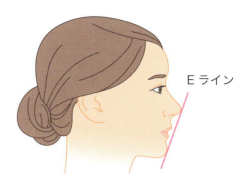

どんな治療法があるの？

口もとの美しさを向上させる治療には，大きく分けて矯正治療からのアプローチと補綴治療からのアプローチがあります．簡単にいえば，矯正治療は歯並びのガタガタなどを歯を動かして整えていく手法，補綴治療はかぶせ物（クラウン）やブリッジを用いて歯の形や色を改善していく手法です．どちらを選択するかは，患者さんのお口の中の状況によってさまざまで，場合によっては，その両方を組み合わせて治療を進めていくこともあります．

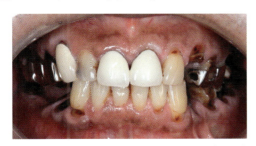 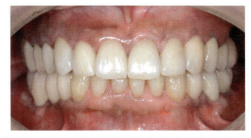

むし歯や歯が抜けたまま放置して悪くなったお口の中（左）も，適切な補綴治療や歯周病の治療で印象が大きく変わります（右）．奥歯のクラウンも金属から白色になって，別人のような口もとに

（岡山大学病院　小田師巳診療講師より症例提供）

（窪木拓男）

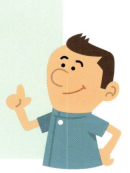

顔のつくりや骨格，歯の大きさや形には個人差があり，これらの指標がすべてではありません．治療を始める際には，どんな口もとになりたいか，歯科医師とよく相談することが大切です！

1 こんなお悩みありませんか？③

しゃべりにくい，聞き取りにくいと言われます

こんなことはないですか？

● 歯が抜けたまま放置している

前歯がないとそこから空気がもれてしゃべりにくくなる，というのはわかりやすいと思いますが，奥歯でも抜けたままにしていると，同じようにそこから空気がもれて，聞き取りにくくなることがあります．

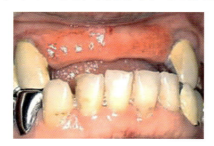 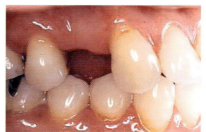

歯がないとそこから空気がもれてしゃべりにくくなります

● 入れ歯を初めて使う，新しく入れ歯をつくり直した

まず，新しい入れ歯を入れると口の中の環境が変わりますので，多少しゃべりづらくなります．それでもだいたい1か月程度で慣れて，ふつうにしゃべれるようになってきます．

また，しゃべるときには上あごと舌が適度に接触しますが，入れ歯は，食べるときに安定するように，ふつうは上あごなども覆うようにつくられます．そうすると，入れ歯の形や厚さなどによっては，食べるときは快適でも，しゃべったときに必要以上に上の入れ歯に舌が当たってうまく発音ができない場合があります．もし，新しい入れ歯を入れて1か月以上たっても，日常の会話に支障があるような場合は，歯科医院で相談してみることをおすすめします．

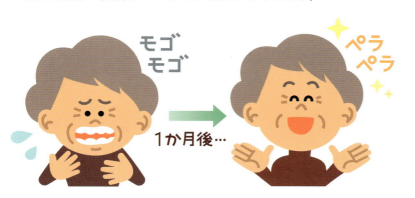

うまくしゃべれない，その他の原因

唾液が出にくくなっていると，口の中が乾燥して舌がスムーズに動かないため，しゃべりにくくなります．唾液が出にくくなる原因としては，加齢や薬の副作用などが考えられます．

また，うまくしゃべれなくなる原因として，脳卒中などの病気も考えられます．一刻を争う場合もありますので，入れ歯が原因と考えられない場合は，早めに病院にかかるようにしてください．

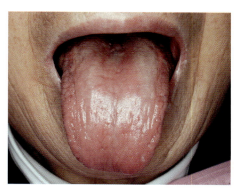

口の中や舌が乾燥していませんか？

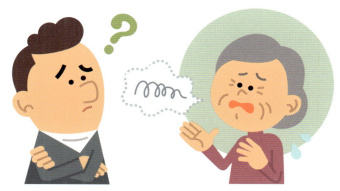

お口の問題？　それとも別の病気？

どんな治療をしますか？

● **抜けた歯の代わりにブリッジや入れ歯を入れる**

歯を抜けたまま放置していると，空気がもれてうまくしゃべることができなくなります．歯が抜けてしまった場合は，放置せずに治療しましょう．

● **発音の検査をして入れ歯を調整する**

新しい入れ歯を入れてから1か月以上たってもうまくしゃべれず，日常の会話に支障がある場合などは，発音の検査を行います．そして入れ歯の適切な形や厚さをチェックした後，必要に応じて入れ歯を調整します．

（大川周治）

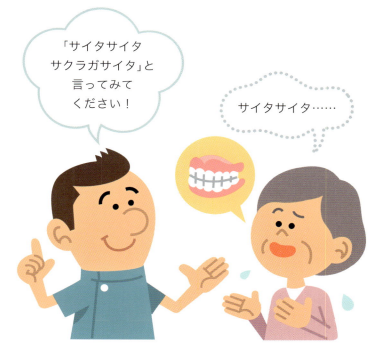

発音の簡単なチェック
発音の検査でよく使われるのが「サ」「タ」「カ」「ラ」です．「咲いた，咲いた，桜が咲いた」としゃべってもらうと，簡単にしゃべりにくさを調べることができます．

2 どんな治療をご希望ですか？①

歯が抜けた！
放っておいたらいけないの？

補綴歯科(ほてつしか)

歯を抜けたままにしておくと，どうなるの？

　むし歯や歯周病などで，歯がなくなってしまったらどうなるのでしょうか？　永久歯は一度抜けてしまったら二度と生えてきません．目立つところなら，たとえ1本でも歯が抜けているのはいやなものです．歯がないと恥ずかしくて笑うこともできないという方もいらっしゃると思います．口もとが気になって笑うことができないと，だんだん気分も暗くなってしまいます．

　では，目立たないところなら，1本抜けたくらいなら放っておいてもいいのでしょうか？

　実は，歯が抜けたまま放っておくと，見た目の他にも不都合なことがたくさん起こってくるのです．

抜けた歯がさらに増えると……

　歯周病などでたくさんの歯がなくなると，顔の形も変わってしまいます．歯とあごの骨は，土台として顔を支えています．その歯がなくなることで顔が一気に老けてしまうのです．いつまでも若々しくいるためには，しっかりと歯がかみ合っていることが大切です．

　人生最大の楽しみは食べることという人も多いのではないでしょうか？　しかし，残っている歯が少なくなるとうまくかめなくなり，軟らかい物しか食べられなくなってしまいます．

　歯が丈夫でよくかめていると，食物をきちんと消化し，しっかり栄養をとることができるうえに，かむことが脳を刺激して脳血流が増えて，認知症の予防にもつながります．また，よい姿勢や身体の安定を保つためには，正しいかみ合わせが必要です．このように歯が健康に与える影響はとても大きいのです．

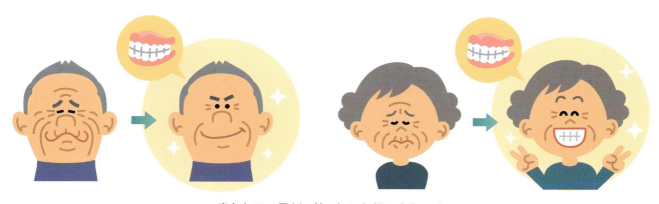

歯とあごの骨が，若々しいお顔の土台です

こんなに大事な歯がなくなってしまったらどうしたらいいのでしょうか？

ご安心ください．これを治すのが私たち「補綴歯科」です．そして，抜けてしまった歯の代わりとなるかぶせ物や入れ歯などを「補綴装置」といいます．

「補綴装置」には，歯の一部や全部を覆う「かぶせ物（クラウン）」，根だけ残った歯に差しこむ土台や「差し歯」，歯が抜けたときに隣の歯に橋渡しする「ブリッジ」，抜けた歯の本数が多いときに使われる「部分入れ歯」，歯が全部抜けてしまったときの「総入れ歯」，歯がない部分のあごの骨に埋め込む「インプラント」などがあります．

たとえ歯がなくなっても，「補綴歯科」できちんと治療すれば，またしっかり食べることができるようになります．もちろん，見た目も自然に治すことができます．

（島田　淳）

健康な歯で，しっかり食べることが幸せな人生につながります．歯が抜けてしまっても，「第二の歯」をつくり，そのお手伝いをするのが「補綴歯科」です！

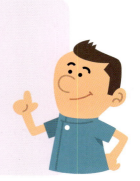

COLUMN 専門的にはこうよびます①

補綴歯科で使う用語は難しいので，患者さんに説明するときはできるだけわかりやすい言葉に置き換えてお話しするようにしています．以下にいくつか例をあげてみます．

補綴装置	
専門用語	一般用語
クラウン，冠	かぶせ物，差し歯
支台築造	土台
義歯	入れ歯
総義歯，全部床義歯	総入れ歯
局部義歯，部分床義歯	部分入れ歯

材料	
専門用語	一般用語
レジン	樹脂，プラスチック
ハイブリッド型レジン	プラスチックとセラミックスをまぜたもの
陶材	せともの，セラミックス

2 どんな治療をご希望ですか？②

いろんなクラウンがあるみたい．どうちがうの？

クラウン

クラウンってなんですか？

歯は歯ぐきの上に出ている頭の部分（歯冠）と歯ぐきの下で骨の中にある根の部分（歯根）とに分けられます．歯冠に大きなむし歯ができたり，転倒などで歯冠が折れてしまっても，根がしっかりしていれば，かぶせ物（クラウン）の治療が受けられます．

クラウンをする目的は，歯を元の形に戻して，しっかりかんで食べられるようにすること，そして，元のように，あるいはよりよい見た目に改善することです．

どんな治療をしますか？

- **歯の土台をつくります**

神経のある歯は，なくなってしまった部分を，歯にくっつくプラスチック（「コンポジットレジン」といいます）で埋めて，形を整えます．

神経を取って根の治療をした歯も，残っている歯が多ければプラスチックで埋めます．ただし，補強のため，金属やグラスファイバーでできた芯（「ファイバーポスト」といいます）を入れます．残っている歯が少ない場合は，根の中を削って金属の土台を装着します．

このようにして，歯の土台をつくることを「支台築造」といいます．

なお，金合金を使用した「支台築造」以外は，保険治療で行うことができます．ただし，後で装着するクラウンが保険外治療（自費治療）である場合は，「支台築造」も自費治療となります．

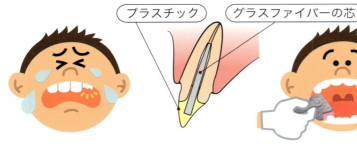
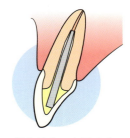

①歯が折れてしまった or 大きなむし歯になってしまった
②プラスチックとグラスファイバーの芯で歯の土台をつくり，形を整える
③歯の型どりをして，歯科技工士がぴったり合うクラウンをつくる
④クラウンを口の中で調整して，接着剤でつける

クラウンの治療の流れの例

● **歯の形を整えます**

歯の土台をつくったら，クラウンを装着するのに適切な形に整えるため，歯を削ります.

● **歯にぴったり合うクラウンをつくります**

歯の形が整ったら，印象材という粘土のような材料を使って，削った歯の型どりをします．しっかりかめるようにかみ合わせも考えて，かみ合う相手側の歯の型どりも行います．この型から模型をつくって，その模型を使ってクラウンをつくります．一つひとつのクラウンに同じものはなく，精密につくられます.

● **口の中で調整して，クラウンをくっつけます**

完成したクラウンは，口の中で調整してから，セメント（接着剤）でつけます.

クラウンにはどんな種類がありますか？

クラウンは，前歯や奥歯などの部位の違い，保険治療と自費治療，あるいは歯と同じ色を希望されるかどうかなどにより，多くの種類の材料から選択されます．それぞれの材料に長所と短所がありますので，説明を十分に受けていただいたうえで選択していただく必要があります.

	クラウンの種類		長　所	短　所
金属冠	金銀パラジウム合金による金属冠	保険OK	●丈夫である ●保険適用で安価	●見た目の金属色が気になる ●金属アレルギーの心配がある
	金合金による金属冠		●かみ合う歯を傷つけにくい	●見た目の金属色が気になる
前装冠	レジン前装冠	保険OK	●保険適用で安価	●表面が傷つきやすく，つやがなくなってくる
	ハイブリッド型レジン前装冠		●保険適用のものより丈夫なプラスチック	●セラミックに比べると透明感がない
	セラミック前装冠（陶材焼付冠）		●変色しない	●歯ぐきの境目に金属色が見えることがある
ジャケットクラウン	硬質レジンジャケットクラウン	保険OK	●保険適用で安価	●あまり丈夫ではない
	CAD/CAM冠	保険OK	●硬質レジンジャケットクラウンより丈夫である	●細かい色の再現が難しい ●すべての歯科医院でつくることができるわけではない
	ガラスセラミッククラウン		●透明感が高く，見た目がよい	●ジルコニアより丈夫でない
	ジルコニアコーピングオールセラミッククラウン		●丈夫で見た目がよい	●高額である
	フルジルコニアクラウン		●丈夫である	●細かい色の再現が難しい
ラミネートベニア			●歯を削る量が少ない	●できる歯が限られる

15

● **金属冠**

　すべてが金属でできたクラウンを金属冠といいます．金属の色をしているため，主に奥歯で用いられます．金銀パラジウム合金（12％金含有）や金合金，白金加金合金といった金属を溶かして型に入れてクラウンをつくります．

　なお保険治療では，金合金や白金加金合金は使えないため，自費治療となります．

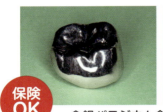 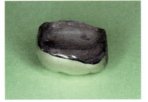 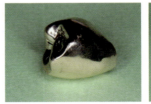 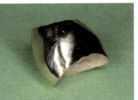

金銀パラジウム合金による金属冠　　　　　　　　　　金合金による金属冠

● **前装冠**

　金属のクラウンに，口の中で見える部分にだけ，歯と同じ色のプラスチック（硬質レジン）や，せともの（セラミックス），あるいはプラスチックとセラミックスをまぜたもの（ハイブリッド型レジン）などを貼りつけることで，口の中で金属が目立たないようにしたクラウンを前装冠といいます．

　なお，保険治療では，前装冠は前歯のみが対象で，材料は金銀パラジウム合金と硬質レジンを使います．金合金や白金加金合金，セラミックスやハイブリッド型レジンは，保険治療では使えないので自費治療となります．

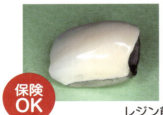 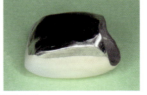 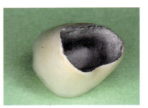

レジン前装冠＊　　　　　　　　　　ハイブリッド型レジン前装冠

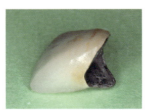 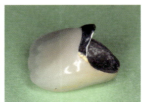

セラミック前装冠（陶材焼付冠）

● **ジャケットクラウン**

　金属をまったく使わずに，歯と同じ色の材料のみでクラウンをつくり，より美しく自然な見た目にしたものをジャケットクラウンといいます．

　なお，保険治療では，前歯と小臼歯が対象です．また，コンピュータ上で設計して機械で削り出すCAD/CAM冠（P.18参照）は，小臼歯と，残っている歯の状態とかみ合わせが安定しているなどの条件が合えば，下の第一大臼歯（前から6番目の歯）が保険治療の対象です．また，歯科用金属による金属アレルギーの患者さんにも適用範囲が広がっていますが，すべての歯科医院で製作できるわけではな

いので，かかりつけの歯科医院でご相談ください．ハイブリッド型レジンやセラミックスのジャケットクラウン（ガラスセラミッククラウン，ジルコニアコーピングオールセラミッククラウン，フルジルコニアクラウン）は，保険が適用されないので自費治療となります．

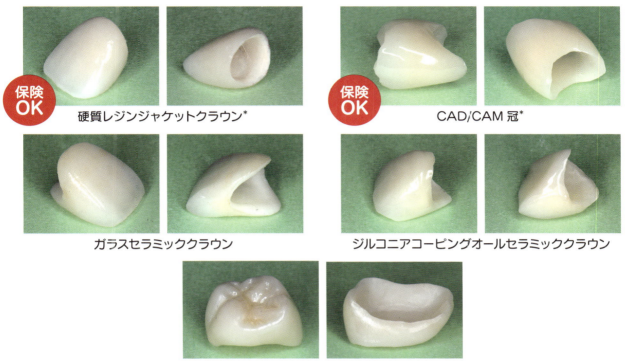

- **ラミネートベニア**

歯の唇側の表面を少しだけ削って，セラミックスなどでできたシェル（ベニア）を貼りつける方法です．前歯の形が悪いなど，歯の見た目をよくしたいときに選択されます．保険は適用されないので，自費治療となります．

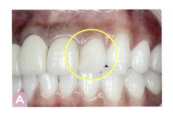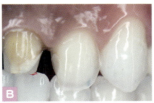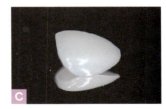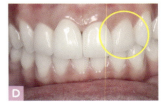

ラミネートベニアによる治療
形や見た目が悪い歯（A）の表面を削って（B），Cのようなシェルを貼りつけて，見た目を改善します（D）

クラウンの清掃方法

　クラウンはご自身の歯と同じように歯ブラシやデンタルフロスで清掃します．クラウン自体は金属やレジン，セラミックスなのでむし歯にはなりません．しかし，クラウンと隣の歯の間や，クラウンの縁の部分に細菌のかたまりであるプラーク（歯垢）がたまると，そこからむし歯や歯周病の原因となるので，しっかり清掃しましょう．

（坪田有史）

＊保険適用は歯の部位によります．
注）保険適用範囲は，2018年4月の診療報酬改定時のものです．

2 どんな治療をご希望ですか？③

歯型をとらずにクラウンができるの？

CAD/CAM 冠

従来の金属製のクラウンによる治療

金属製のかぶせ物（クラウン）は，丈夫で精密ですが，つくり方が複雑で手間がかかるうえ，クラウンの出来が，つくる人の技術に左右されやすいという欠点がありました．また，金属が会話や笑ったときに目立つことを気にされる患者さんも多く，まれに金属アレルギーなどの問題もありました．

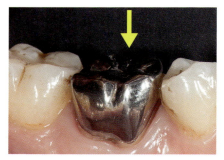

金属製のクラウン

CAD/CAM 技術の普及

歯科医療技術のデジタル化により，近年，クラウンは CAD/CAM とよばれる技術でつくる方法が主流となりつつあります．これは，クラウンのもととなる材料の固まりを，機械で自動的に歯の形に削りあげる方法です．この CAD/CAM を用いると，クラウンをつくる工程の大半が自動化され，クラウンの品質も均一になります．また，機械の力で削るため，丈夫で歯の色に近い材料（「ジルコニア」といいます）が使えるようになりました．

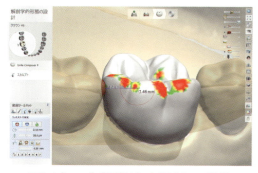

コンピュータを用いたクラウンの設計

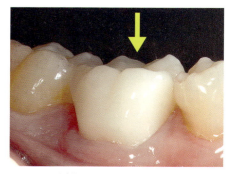

ジルコニアのクラウン

CAD/CAM 冠の保険適用

2014年に小臼歯（前から4，5番目の歯）を対象として，コンポジットレジン（歯の色に近いプラスチック）でつくる「CAD/CAM 冠」が保険適用となり，2017年には一定の制限がありますが，下の第一大臼歯（前から6番目の歯）も適用となりました．これにより，これまで金属製のクラウンが標準的に用いられていた奥歯にも，自然な色調のクラウンが使えるようになりました．

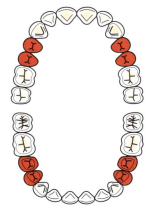
小臼歯のCAD/CAM冠

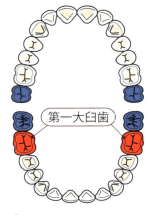
大臼歯のCAD/CAM冠

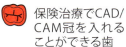
保険治療でCAD/CAM冠を入れることができる歯／第一大臼歯のCAD/CAM冠を入れるために残っていなければならない歯

「光学印象」ってなんですか？

クラウンをつくるための型どりは，軟らかい粘土のような材料を大量にお口の中に入れるので，患者さんにとって不快な作業です．材料が固まる間に吐きそうになったり，飲み込みそうになったりなどのトラブルが起きる可能性もあります．

一方，デジタル技術の発展によって，小型のカメラでお口の中を撮影することで簡単に型どりが

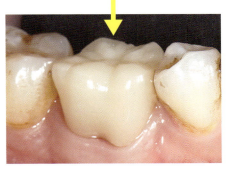
CAD/CAM 冠

できるようになりました（「光学印象」といいます）．この方法だと粘土のような材料を使う必要がなく，作業時間も短いので患者さんの不快感が大きく軽減されます．歯科医師にとっても，型どりをしながら歯の形を確認できるので作業を確実に行え，撮影したデータを使って直接 CAD/CAM でクラウンをつくることができるなどの利点があります．この技術は今のところ保険適用ではありませんが，今後，型どりの標準的な方法になると期待されています．

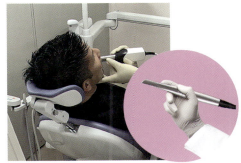
小型カメラでの型どりの様子

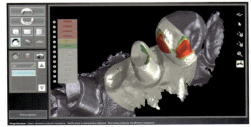
撮影したデータでそのままクラウンをつくることができます

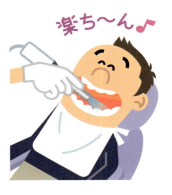

（馬場一美）

注）保険適用範囲は，2018年4月の診療報酬改定時のものです．

2 どんな治療をご希望ですか？④

歯をあまり削らないブリッジがあるの？

ブリッジ

一般的なブリッジ

「ブリッジ」とは，歯が1～2本なくなった場合に，両脇の歯を支えとして人工の歯を橋のようにかける治療装置です．

一般的なブリッジは，抜けた歯の両脇の歯を削って金属のクラウンをすっぽりかぶせて支えとします．これまで保険治療では，奥歯には金属製のブリッジしか使用できませんでしたが，最近では白い材料（グラスファイバーを補強材とした高強度コンポジットレジンブリッジ）を用いることができるようになりました．ただし適応症が限られますので担当の歯科医師にご相談ください．

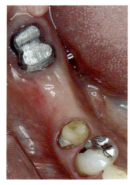
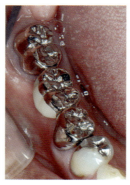

金属製ブリッジ
抜けた歯の両脇の支えとなる歯のすべての面を削って（左），ブリッジを装着します（右）

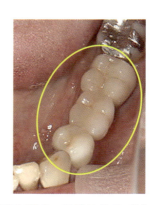

強度も高く，自然な色のブリッジ

接着ブリッジ

一般的なブリッジの他に，支えとなる歯の裏側をほんの少し削り，そこに接着剤をつけて固定する治療法もあります．これを「接着ブリッジ」といいます．支えとなる歯を多めに削る必要がある一般的なブリッジと比べると，健康な歯をあまり削らずに済むというのが大きな利点です．

しかし，接着ブリッジは接着剤でブリッジを固定するので，一般的なブリッジと比べると外れるリスクが高くなります．そのため，かみ合わせなどにより接着ブリッジが向かないこともあります．

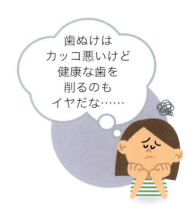

歯ぬけはカッコ悪いけど健康な歯を削るのもイヤだな……

治療の流れを教えてください

まず接着ブリッジが適応になるのかを検査します.

次に，ブリッジの支えとなる歯の接着する面を一部削り（まったく削らない場合もあります），その削った歯の型どりをします．患者さんが次に来院されるまでに，抜けた歯の代わりになる人工の歯と，支えとなる部分をつなげた接着ブリッジをつくります.

そして，患者さんが次に来院されたときに，その接着ブリッジを口の中で調整して，接着します.

一般的には2～3回の来院で治療が完了します.

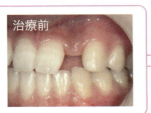

検査と診察
・歯のおおよその型どり
・歯周病の検査
・かみ合わせの検査
・レントゲン撮影　など

治療前

接着ブリッジが不適応 →
・一般的なブリッジ
・部分入れ歯
・インプラント　など

接着ブリッジが適応

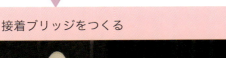

・両脇の歯を少し削る　・歯の精密な型どり　・かみ合わせの記録

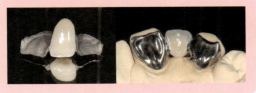

接着ブリッジをつくる → 接着ブリッジを口の中で調整して，接着する

接着ブリッジの注意点

歯ぎしりをする人，食いしばる力が強い人などでは接着ブリッジが特に外れやすく，適応外となります．また，支えとなる歯が，すでにむし歯などで治療を受けていてエナメル質が残っていない場合や，歯周病が進行している場合も適応外となります．一般的なブリッジと比較して適応が限られるので，担当の歯科医師とよく相談したうえで選択してください．

一般的なブリッジに比べて接着ブリッジは……

よいところ
- 歯を削る量が少ない
- 麻酔の必要性が低い
- 治療時間が短い

悪いところ
- 適応症が限られる
- 外れる危険性がある
- 金属がわずかに見える

（田中昌博，山本真由）

2 どんな治療をご希望ですか？⑤

よくかめて，目立たない部分入れ歯はないですか？

部分入れ歯

部分入れ歯のしくみ

　部分入れ歯は，むし歯や歯周病，けがなどによって抜けてしまった歯や，やせた歯ぐきの代わりとなる取り外し式の入れ歯です．1本だけ歯が抜けてしまった状態から，1本しか歯が残っていない状態まで千差万別で，無限に近いパターンがあります．

　部分入れ歯は，歯ぐきのようなピンク色の部分（「義歯床」といいます），人工の歯，残っている歯にかけるバネ（「クラスプ」といいます）などからできています．

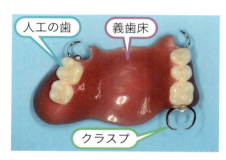

部分入れ歯のつくり

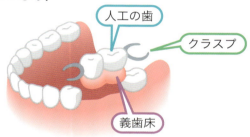

なくなった歯の代わりに残った歯にバネ（クラスプ）をかけて入れ歯を装着します

部分入れ歯って目立ちそうで……

　部分入れ歯というと，「金属が目立つ」というイメージを持っている方も多いと思います．たしかに金属製のバネは目立ちやすいので，前歯ではできるだけ目立たないように工夫しています．また，残っている歯にクラウンをかぶせて金属のバネを使わないようにしたり，磁石などの特別な装置を用いることで入れ歯を目立たなくしたりすることもできます．

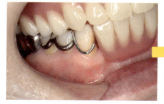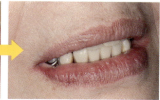

唇に隠れてバネがなるべく目立たないように工夫します

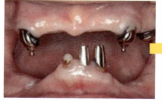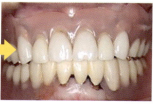

特別な装置で金属がほとんど見えないようにすることも可能です

ノンメタルクラスプデンチャー

　他に目立たない入れ歯として，バネの部分に金属を使わず，全体を軟らかいプラスチックでつくった部分入れ歯（ノンメタルクラスプデンチャー）があります．ただし，この入れ歯は非常に軟らかいため，間違ってかんでしまうと変形してしまうので注意が必要です．また，食べかすや細菌がつきやすく，普通の入れ歯に比べて歯周病にかかりやすいので，お手入れを念入りに行う必要があります．この入れ歯を希望される場合は，よく歯科医師と相談してください．

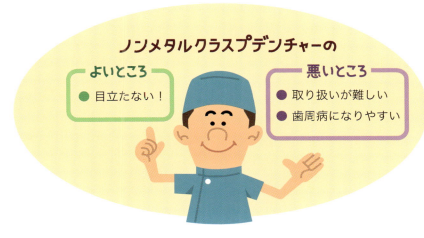

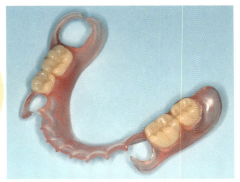

ノンメタルクラスプデンチャー

しっかりかめる部分入れ歯とは？

　しっかりかめる，よい入れ歯の条件は，変形しにくく，口の中で安定していることです．かむたびに変形したり，動いてしまったりするようではしっかりかむことはできませんし，動いた部分入れ歯が当たって，残っている歯や歯ぐきを痛めてしまうこともあります．

　また，しっかりよくかむためには，入れ歯が丈夫で安定していることはもちろん，入れ歯がお口によく合っていて，かみ合わせのバランスがとれていることも必要です．

　長年部分入れ歯を使用していると，歯ぐきの下の骨がやせて，お口に合わなくなることがあります．また，人工の歯がすり減るとかみ合わせも悪くなります．痛みなどがなくても歯科医院で定期的にチェックしてもらうことが大切です．

（櫻井敏継，大久保力廣）

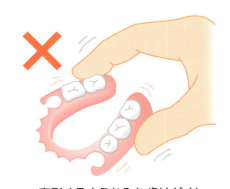

変形するような入れ歯はダメ！

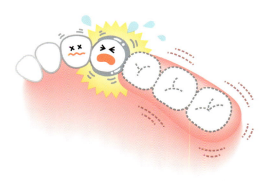

安定しない入れ歯は，残っている歯を痛めてしまうことも

2 どんな治療をご希望ですか？⑥

よく外れるし，痛いんです！なんとかなりませんか？

総入れ歯

総入れ歯のしくみ

　総入れ歯は，部分入れ歯と違って，歯が1本もないお口に装着します．部分入れ歯は残っている歯に金属などのバネをかけて支えることができますが，総入れ歯は，あごの骨だけで入れ歯を支えなくてはなりません．上あごの総入れ歯は吸盤のようにあごの粘膜に吸いつかせて支えることができますが，下あごの総入れ歯は舌があるので吸いつかせることは難しく，より安定させにくいといえます．

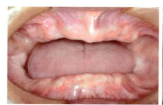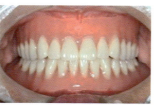

歯が1本もないお口（左）に，総入れ歯を入れました（右）

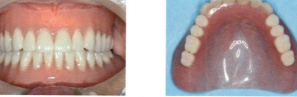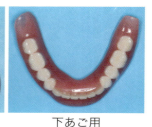

上あご用　　　　下あご用

総入れ歯

どうして入れ歯が合わないの？

　元々あごの骨がやせている人は，入れ歯が安定しにくいため外れやすく，入れ歯が動くことで痛みがでることがあります．また，入れ歯をつくったときにはしっかりとしていたあごの骨も，年をとるとだんだん骨がやせて，入れ歯が安定しなくなります．また，入れ歯を長く使っていると，人工の歯がすり減ってかみ合わせが悪くなり，かみにくくなったり，痛みがでたりすることもあります．

入れ歯の痛みを減らすには？

　入れ歯が安定しなくなったり，痛みがでたりしたときは，まず歯科医院で入れ歯の調整をしてもらうとよいでしょう．それでも痛みがなかなかとれない場合は，入れ歯の内側に弾力のあるクッション材料を貼りつける方法があります．ただしクッション効果を高めるためには，入れ歯をお預かりしなければなりません．この治療については，担当の歯科医師とよく相談してください．

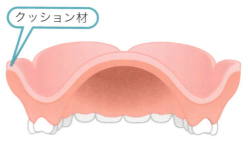

クッション材を貼りつけて，痛みを軽減します

総入れ歯を快適に使用する工夫

総入れ歯を快適に使用するためにはいくつかコツがあります．

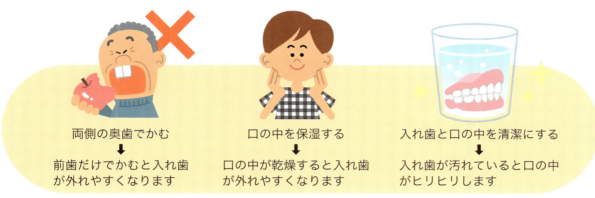

両側の奥歯でかむ
↓
前歯だけでかむと入れ歯が外れやすくなります

口の中を保湿する
↓
口の中が乾燥すると入れ歯が外れやすくなります

入れ歯と口の中を清潔にする
↓
入れ歯が汚れていると口の中がヒリヒリします

また，長年入れ歯を使用していると，口の中にも入れ歯にも変化がありますので，たとえ痛みがなくても定期的に歯科医院でチェックしてもらうことが大切です．

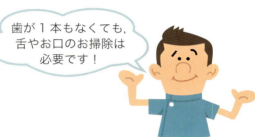

歯が1本もなくても，舌やお口のお掃除は必要です！

より快適なつけ心地の金属の入れ歯

さらに快適な使用感をご希望の場合は，金属を使った入れ歯があります．上あごに接する部分に金属を使っているので，プラスチックを使った入れ歯よりも温度を感じやすくなります．また，金属はプラスチックよりも丈夫なため，普通の入れ歯よりもかなり薄くすることができ，違和感も少なくなります．

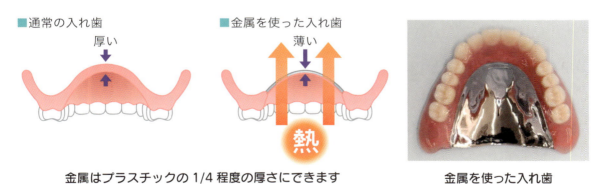

金属はプラスチックの1/4程度の厚さにできます

金属を使った入れ歯

（白井麻衣，大久保力廣）

ていねいなお手入れと定期的なチェックで，入れ歯長持ち！

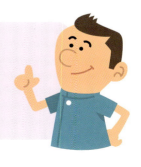

2 どんな治療をご希望ですか？⑦

インプラントに興味があります

インプラント

インプラントはどんな治療ですか？

　インプラントは，歯が抜けてしまった後に，人工的に歯を回復する治療の一つです．歯が抜けてしまったところに，手術で金属のネジを埋めて，歯の根っこの代わりとなる土台とします．そして，その上にプラスチックやセラミックス，金属でできた人工の歯をかぶせます．元々あった歯と変わらないしっかりとしたかみ合わせを回復でき，見た目にも天然の歯と大きく変わりません．

　歯が抜けてしまった場合には，インプラントの他にも，歯と歯をつなぐブリッジ，取り外し式の部分入れ歯などさまざまな方法で治すことができ，それぞれ一長一短の特徴があります．

　ブリッジは隣の歯を削って支えにします．入れ歯を取り外すことなく，しっかりとしたかみ合わせを回復できますが，健康な隣の歯を削らなくてはなりません．

　部分入れ歯は金属製のバネを隣の歯にかけて支えます．手術もいりませんし，健康な歯を削る必要はありませんが，取り外しできるため，インプラントやブリッジに比べると安定感に劣り，バネの金属が目立つ場合があります．

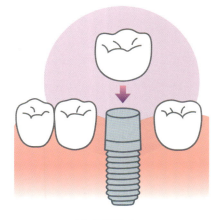

インプラント
- あごの骨に金属のネジを埋める
- 取り外しはしない（できない）

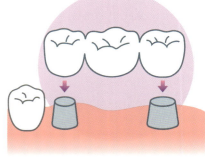

ブリッジ
- 隣の歯を削ってブリッジを支える
- 取り外しはしない（できない）

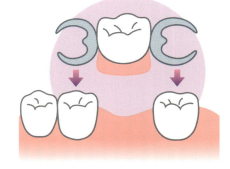

部分入れ歯
- 金属のバネを隣の歯にかけて支える
- 取り外しできる

どんな人に向いていますか？

残っている歯を削りたくない方や，入れ歯をしたくないという方は，インプラントを検討されるとよいでしょう．

また，総入れ歯を使っていて，入れ歯が不安定などの不具合を感じる方には，インプラントで入れ歯を支える「インプラントオーバーデンチャー」という選択肢もあります．

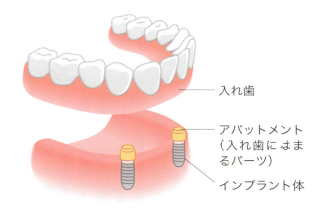

インプラントオーバーデンチャー

インプラントができない人は？

インプラントには，金属のネジをあごの骨に埋め込む手術が必要です．そのため，手術ができないような全身状態の方はできません．また，ネジを埋め込むあごの骨が十分でないと治療がうまくいきません．どんな方でもインプラントを安心して安全にできるかどうか，事前に十分な検査が必要です．

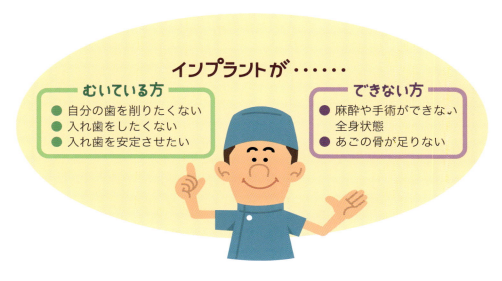

インプラントをした後の注意点を教えてください

インプラントをしたら，その後の歯みがきが重要です．しっかりと歯みがきをしないと歯周病のような歯ぐきの病気になり，病気が進行すると，あごの骨が溶けて，せっかく入れたインプラントを抜かなくてはならないこともあります．

また，問題なくかめているか，インプラントが破損していないか，歯ぐきやお口の中に問題がないかなど，歯科医院での定期的なチェックも欠かせません．インプラントは，少し悪くなっても自覚しづらいのが特徴です．ご自身での日々のお手入れと定期検診が，インプラントを長持ちさせる秘訣です．

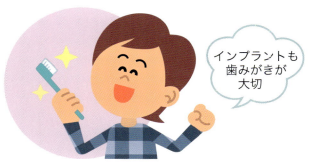

（関根秀志）

2 どんな治療をご希望ですか？⑧

がんで口の手術をしました．また食べられますか？

顎義歯（がくぎし）

　口の中でがん（腫瘍）ができるところは，歯ぐき，あごの骨，舌，ほおなどです．手術でがんを切り取った後，皮膚や骨を移植して，機能に問題がない場合もありますが，治療方法によっては，手術の後に欠損が残り，口と鼻がつながってしまったり，あごがずれてかみ合わせが悪くなったり，舌の動きが悪くなることなどが原因で，食べることや話すことに不便が生じることがあります．手術の方法やがんの範囲によって状態は異なり，それぞれの患者さんにあった特殊な装置（補綴装置（ほてつそうち））が必要となります．このような特殊な装置には，顎義歯，舌接触補助床（ぜつせっしょくほじょしょう）（P.45参照），スピーチエイド，軟口蓋挙上装置（なんこうがいきょじょうそうち）（P.45参照），エピテーゼなどがあります．

顎義歯

　顎義歯は，手術や生まれつきの問題のために生じたあごの骨の欠損を入れ歯で補うものをいいます．

　上のあごの骨を失うと，口と鼻がつながってしまうため，うまく食事をすることができず，また息が鼻にもれてしまい，発音しにくくなることがあります．このような場合に，入れ歯を用いてあごの骨の欠損を閉鎖することで，食事や発音の回復を助けます．

　下のあごの骨を失った場合には，かみ合わせがずれてしまったり，歯ぐきの形が複雑になったりするため，これに対応した特殊な入れ歯が必要となります．

　どちらの場合も，残っている歯で入れ歯を支えるようになりますが，残っている歯が少ない場合や残っている歯が弱い場合には，残っているあごの骨や移植した骨にインプラントを入れて，顎義歯の支えとする場合もあります．

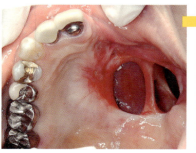 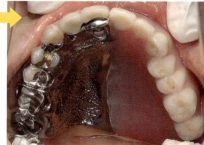 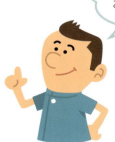

色々な装置で「食べる」「話す」のお手伝いをします．

手術などによって失われた上あごを，入れ歯（顎義歯）で閉鎖することで，食事や発音の回復を助けます

スピーチエイド，軟口蓋挙上装置

　手術や先天的な病気で軟口蓋（上あごの奥の方）が欠損している方や，手術や脳卒中，先天的な病気などでのどの動きが悪くなっている方に対し，軟口蓋と鼻との閉鎖を助けたり（スピーチエイド），軟口蓋の動きを補助することにより（軟口蓋挙上装置），話したり飲み込んだりする機能を改善します．

エピテーゼ

　欠損が目，鼻，耳，ほお，唇など顔に及んだ場合には，医療用シリコーンを用いたエピテーゼという特殊な装置を，医科と連携して製作します．これは人工の皮膚をつくることで欠損を覆い隠し，見た目をよくするためのものです．

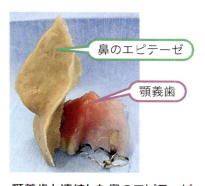

スピーチエイド
軟口蓋に欠損がある場合に，スピーチエイドで閉鎖することにより，飲み込んだり話したりする機能を改善します

顎義歯と連結した鼻のエピテーゼ

（吉岡　文）

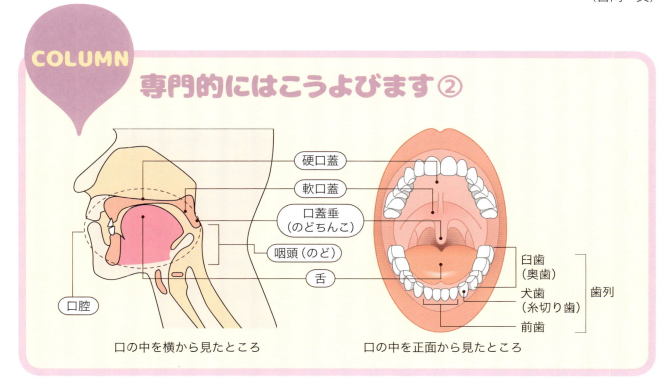

COLUMN 専門的にはこうよびます②

口の中を横から見たところ　　口の中を正面から見たところ

3 こんな「困った！」にも対応します①

寝ているときに歯ぎしりしているみたいなんです

歯ぎしり

歯ぎしりはどんなものですか？

　歯ぎしりは，無意識に歯をこすり合わせたり，かみしめたりするようなあごの動きです．専門的には「ブラキシズム」とよばれています．歯をこすり合わせる力が強いと，ギリギリという音がします．かみしめるタイプでは，歯がこすれないので音はしません．

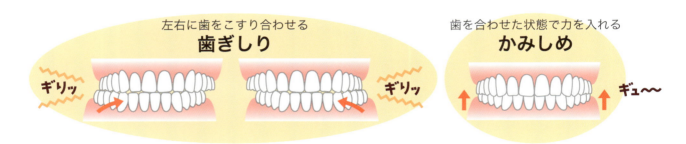

歯ぎしりは身体にどんな影響がありますか？

　歯ぎしりがあると，本来であれば歯やあごが休んでいる間にも，歯やあごの関節，あごの筋肉に負担がかかります．そのため，歯がすり減ったり，歯やあごの関節が痛くなったり，また歯周病になりやすくなる可能性もあるといわれています．

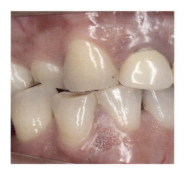
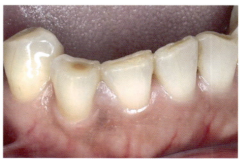

左右にこすり合わせたためすり減った歯

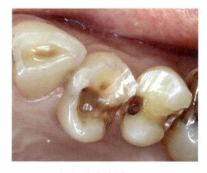

大きくすり減って，詰め物がとれてしまった歯

歯ぎしりの原因は？

歯ぎしりの原因はまだ完全には解明できていませんが，眠りの深さや自律神経の活動，ストレスや遺伝などが関係すると考えられています．一方で，かみ合わせが直接歯ぎしりに関係している可能性は少ないと考えられています．薬や神経の病気などでも起こることがありますので，ひどい歯ぎしりがあるときには，他の病気がないかチェックすることも大切です．

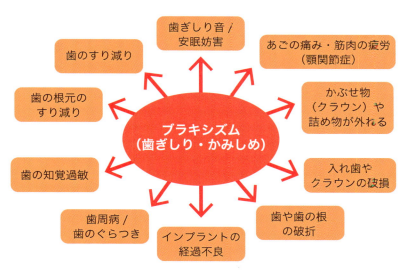

歯ぎしりやかみしめは，さまざまな症状を引き起こすといわれています

どんな治療をしますか？

今のところ最も一般的な治療は，マウスピース（「スプリント」といいます）です．マウスピースは透明なプラスチックでできていて，歯列全体を覆う形をしています．これを寝るときに装着します．これだけで歯ぎしりを完全になくすことはできませんが，歯や歯ぐきを守り，あごの関節や筋肉の負担を減らす効果が期待できます．また，歯がこすれる音も防げます．

マウスピースを使用している間は，かみ合わせが変わっていないか，マウスピースが合わなくなっていないかを歯科で定期的に診てもらう必要があります．

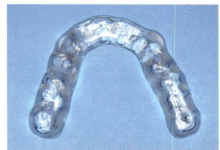
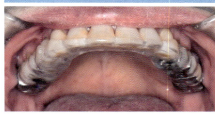

マウスピース（上）と，マウスピースを装着したところ（下）

日中も歯ぎしりをしている！？

実は，歯ぎしりは夜寝ているときだけでなく，昼間にも行われています．昼間の歯ぎしりは音がしないことが多く，気づかれないことが多いのです．昼間の歯ぎしりは，自分で意識することで減らすことができます．正しいお口の状態は，上下の歯同士は触れず，あごはリラックスしています．いつもこの状態を保てるようにときどきチェックしてみましょう．

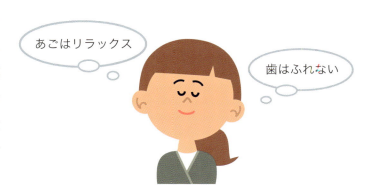

（山口泰彦）

3 こんな「困った！」にも対応します②

睡眠時無呼吸症候群の治療が歯医者さんでできると聞きました

オーラルアプライアンス

睡眠時無呼吸症候群ってなんですか？

睡眠時無呼吸症候群は，睡眠中に呼吸が止まってしまう病気です．脳からの呼吸運動の指令が止まることで起こるタイプ（中枢型）もありますが，一番多いのは，息の通り道である気道がふさがるタイプ（閉塞型）です．原因として，気道の形の異常，肥満，加齢などがあります．

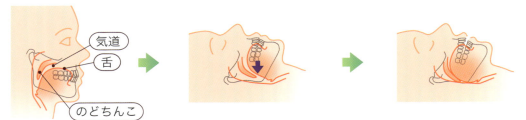

起きているときは気道は開いています　　寝ているときに舌やのどちんこが後ろへ下がってくると……　　気道をふさいでしまいます

睡眠時無呼吸症候群の症状や影響は？

睡眠中に目が覚めて睡眠不足になるため，昼間の眠気を引き起こします．さらに，その眠気で居眠り運転による交通事故や労働災害の危険が高まります．

また，無呼吸による酸素不足，不安定な睡眠や呼吸運動は，高血圧，心疾患，脳卒中，糖尿病など，さまざまな病気のリスクを高めるとされています．いびきを伴うことが多く，同じ部屋で寝ている家族の安眠の妨げにもなります．

どんな治療をしますか？

狭い気道を手術で改善する方法もありますが，多くの場合は手術以外の治療を行います．生活面での危険因子を減らす方法として，減量，仰向けで寝ないこと，などがあります．

● **CPAP**

最も効果が高く，特に重症例で第一選択とされるのが，経鼻的持続陽圧呼吸療法（CPAP）です．

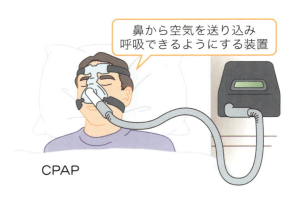

鼻から空気を送り込み呼吸できるようにする装置

CPAP

● **OA（オーラルアプライアンス）**

　軽症から中等症の場合，CPAP が効かない場合，CPAP が使えない場合には，オーラルアプライアンス（OA）というマウスピースのような口腔内装置が用いられます．OA は下あごを前に出して気道を広げる装置で，歯科が担当します．

　OA を使っているうちにかみ合わせが変わったり，OA が合わなくなってくることがあるため，歯科で定期的に経過をチェックする必要があります．

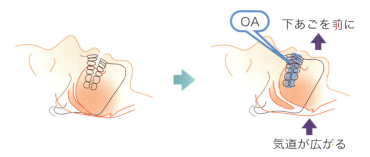

OA を使用すると下あごが前へいくので気道が広がります

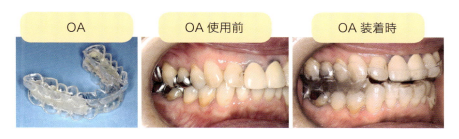

OA による治療の注意事項
- 軽度の違和感は徐々に慣れてきます
- 痛みや不具合があれば使用を中止しましょう
- 装置や口の中は常に清潔にしましょう
- 義歯洗浄剤を使用しましょう
- 外しているときは水中に保管しましょう
- 高温や熱湯で変形するので注意しましょう
- かみ合わせが変わることがあります
- 歯科で定期的にチェックしてもらいましょう

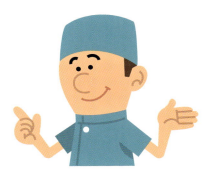

● **歯科と医科で連携して治療します**

　睡眠時無呼吸症候群の確定診断は医科で行われますので，歯科は医科と連携をとり，OA による治療を行います．

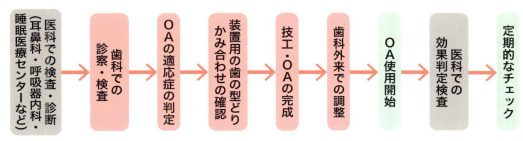

OA 治療の流れ

（山口泰彦）

3 こんな「困った！」にも対応します③

あごがカクカク，口が開かない，痛いんです

顎関節症（がくかんせつしょう）

顎関節症の症状

あごの痛み，あごが鳴る，口が開かないという症状が特徴の病気です．

ただし，顎関節症は，必ずしもこれらすべての症状がみられるわけでなく，これらのうちの1つがあてはまる人もいれば，すべての症状がある人もいます．また，顎関節症と同じ症状を示す，違う病気もたくさんあるので，症状が気になる場合は歯科を受診してください．

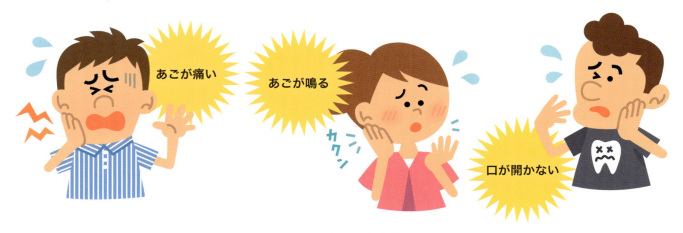

顎関節症の三大症状

原因は人それぞれ

30年ぐらい昔は，「顎関節症の原因はかみ合わせ」といわれていましたが，最近では，さまざまな要素が重なり，個人の許容範囲を超えると症状が出る多因性の病気であるとされています．現在はその中でも，生活習慣や「片側ばかりでかむ」，「ほおづえをつく」などの悪いくせやストレスが大きく関係しているといわれています．ですから症状を治すための基本的な考えは，生活習慣や悪いくせを改善することなどで，この重なり合った要因をそれぞれ小さくして，その人の許容範囲に収めることです．

マッサージやストレッチをしましょう

自然と症状が治まることもありますが，場合によっては，安静にしていることがかえって治りを悪くしていることもあります．運動療法といって，あごのマッサージやストレッチをするなど，早く手当てをしたほうが治りがよいことも多いので，心配なときは歯科医師に相談するとよいでしょう．

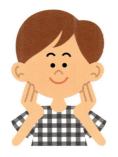
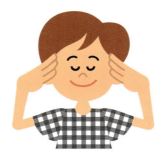
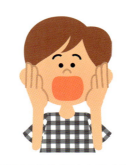

① ほおにある筋肉（咬筋）を指の腹でほぐします

② 頭の横の筋肉（側頭筋）を指の腹でほぐします

③ 口をできるだけ大きく開き，そのまま1〜2分間，維持しましょう

あごのマッサージとストレッチ

どんな治療をしますか？

　顎関節症と補綴歯科のかかわりは，かみ合わせやかみしめ，歯ぎしりです．歯ぎしりについては，P.30で説明しましたが，起きているときのかみしめについては，上下の歯を接触させないこと，寝ているときの歯ぎしりについては，マウスピースのような口の中に入れる装置（「スプリント」といいます）を使って，顎関節や咀嚼筋の負担を軽くする方法が一般的です．

　かみ合わせについては，以前ほど大きなかかわりはないといわれていますが，かみ合わせが顎関節症の原因となっている場合もあります．ただし，生活習慣や悪いくせを改善することで症状がよくなる場合が多いこと，歯は削ると元に戻らないこと，歯を削ったために症状が悪化する場合があることから，かみ合わせの治療をするときは，担当の歯科医師とよく相談して納得したうえで治療を行うことが大切です．

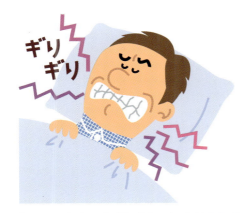

寝ているときに歯ぎしりしていませんか？

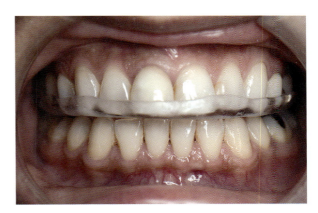

マウスピースを装着しているところ

（島田　淳）

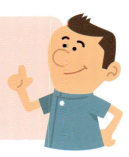

かみ合わせは，顎関節症と関係あることもないこともあるので，歯科医師とよく相談して歯を削るのは慎重に！

35

3 こんな「困った！」にも対応します④

金属アレルギーなので，治療に使う金属が心配です

金属アレルギー

金属アレルギーの症状

　ネックレスや指輪などのアクセサリーや時計の金属ベルト，眼鏡のメタルフレームなどが触れる部分がかゆくなる，あるいは赤くなるのが金属アレルギーの初期の症状です．最近はピアスがファッションとして定着していますが，ピアスをして赤くなったり化膿したりするのも金属アレルギーを起こし始めているといえます．

　しかし，「金属アレルギー＝すべての金属が使えない」わけではありません．たとえばメッキされた安いアクセサリーはかゆくなるけれど，ゴールドの高いアクセサリーは大丈夫という方の場合，安いアクセサリーに含まれる金属にアレルギーを起こしている可能性は高いですが，金や銀に対してはアレルギーを起こしていないと考えられます．金属の種類は多様です．金属にかぶれる方は，まず，どの金属に対してアレルギーを起こしているかを知ることが大切です．

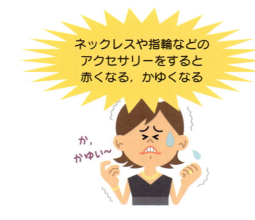
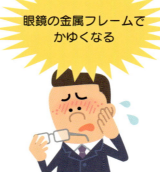
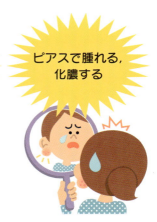

どうすれば合わない金属がわかるの？

　金属アレルギーの検査はパッチテストで行います．背中（場合によっては腕）に金属を含む試薬をつけた絆創膏を貼り，そのまま48時間過ごした後，はがします．絆創膏が貼ってあった場所がその後，赤くなったり，腫れたりするか，反応を観察します．後から反応が出ることもありますので，金属アレルギーの検査は少なくとも1週間後まで観察する必要があります．

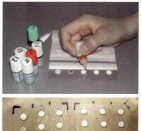
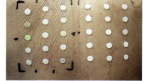

パッチテストの様子

治療はどうすればいいの？

検査でアレルギーのある金属がわかったら，その金属が含まれている詰め物やかぶせ物（クラウン），入れ歯を外して，別の材料に置き換えます．同じ銀色をしていても，金属の種類が異なることもありますので，アレルギーがある金属を的確に除去することが大切です．

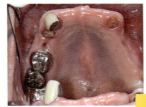
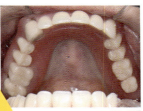
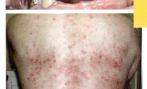
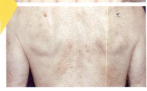

アレルギーの原因である金属のクラウンを外したら，アレルギー症状が改善しました

メタルフリー治療ってどんな治療？

最近，歯科医院で「メタルフリー」とか「セラミックス」という言葉を聞くことがあると思います．これは簡単にいうと入れ歯や詰め物に金属を使わない治療のことをいいます．

歯科材料にはいろいろな種類があります．わかりやすいように食器類にたとえてみましょう．鍋が従来の金属材料です．それに対してセラミックスには，お茶碗のようなせとものに近いものやコップのようなガラスに近いもの，タッパーのようなプラスチックに近いものなどがあります．お茶碗は変色しないけれど割れやすい，タッパーは割れないけれど汚れやすいというように，メタルフリーの材料もそれぞれ特徴を持っています．保険治療の対象外となる材料もあるので，担当の歯科医師とよく相談して，治療を行うことが大切です．

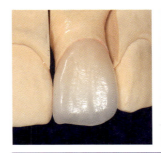
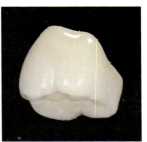
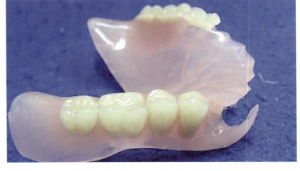

メタルフリーの材料でつくったクラウンや入れ歯

別に原因があることも……

私たちの生活から金属を切り離すことは今や不可能です．生活用品は金属にあふれ，食品にも金属が含まれていることが多いのです．入れ歯などの金属がアレルギーの原因と思っていても，実は他の生活用品が原因のこともありますので，気になる方は歯科医師にご相談下さい．

（細木眞紀）

金属アレルギーの心配がある方は，歯科医師とよく相談してから治療を始めて下さいね！

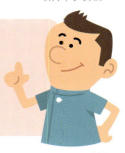

4 お口の機能をチェック！①

きちんとかめますか？

咀嚼機能検査

咀嚼能力ってなんですか？

咀嚼は，「かむ」とも表現されますが，単に歯でかむというだけではなく，食べ物をすりつぶし，唾液と混ぜ合わせて飲み込める状態にするまでの動作をいいます．このかむ能力を「咀嚼能力」といいます．歯がすべてなくなったとしても，よい入れ歯を入れれば高い咀嚼能力を保つことができます．

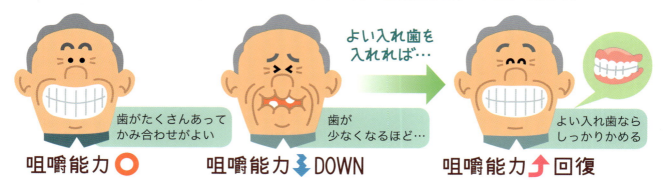

定期検査が大切です

新しくつくった入れ歯や差し歯がお口の中で安定し，機能できるようになった後も，定期的に歯科医院に通ってお口全体のチェックを受けることはとても大切です．このチェックが一度つくった入れ歯や差し歯と長く付き合うための大事なポイントになります．

入れ歯の定期検査では，不具合の調査だけではなく，つくった入れ歯でどのくらいかめているのかを調べることも重要です．その方法として，「咀嚼能力検査」が最近実用化され，2016年度より保険診療に導入されました．

どんな検査ですか？

重さ2gのグミゼリーを口に入れ，片側で20秒間かんだら，10 mLの水を口に含んで，グミゼリーとともに吐き出してもらいます．グミゼリーがかみ砕かれた度合により，グミゼリーに含まれるグルコースという成分が水に溶け出す量が変わってくるので，吐き出した液を採取し，専用の機械で測定し数値を確認します．測定時間はわずか6秒なので，検査開始から1分以内には結果が出る，とても簡単な検査です．

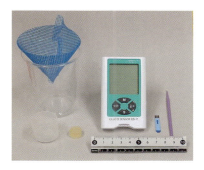
検査に用いる機械

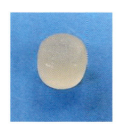
グミゼリー

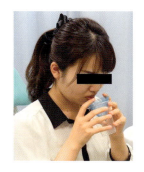
検査の様子

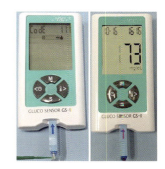
6秒で結果がわかります

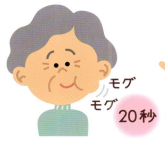
グミゼリーを片側の歯だけで20秒かむ

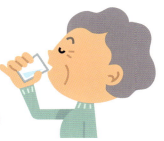
10 mLの水を口に含み，グミゼリーと一緒にコップにセットした網の上に吐き出す

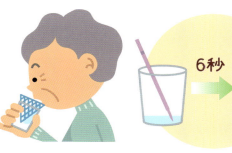
コップの中の液を採取し，機械で測定すると，6秒後に結果が表示される

咀嚼能力検査のやり方

数値の目安は？

　数値の目安としては，65～85歳の入れ歯の人で，100 mg/dL以上の数値が出ればしっかりかめていると判断されます．

　どのくらいかめているかが簡単に数値化されますのでわかりやすく，治療前後での比較，入れ歯の調整前後での比較などにも有効です．

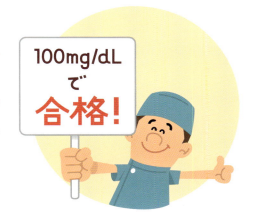

よくかんで認知症を予防しましょう！

　歯やお口と認知症との直接的な因果関係は証明されていませんが，なんらかのかかわりがあるといわれています．しっかりかむことで脳に血流が回り，活性化することが認知症の予防につながります．入れ歯の定期的なチェックに加えて，咀嚼能力検査を受けて自分のかむ能力を把握しましょう．

（志賀　博）

4 お口の機能をチェック！②

スムーズに飲み込めますか？

嚥下機能検査

嚥下障害って聞いたことがありますか？

年とともにスムーズに飲み込むことがだんだん難しくなってきます．ここに，脳卒中など身体を動かすことに障害が出るような病気が加わると，さらに飲み込みにくくなります．このように，飲み込むことが難しくなってくることを「嚥下障害」といいます．次に示すような症状があったら嚥下障害の疑いがあります．かかりつけの歯科医師に相談してみましょう．

質問 1　飲み込みの問題が原因で，体重が減少した
質問 2　飲み込みの問題が外食に行くための障害になっている
質問 3　液体を飲み込むときに，余分な努力が必要だ
質問 4　固形物を飲み込むときに，余分な努力が必要だ
質問 5　錠剤を飲み込むときに，余分な努力が必要だ
質問 6　飲み込むことが苦痛だ
質問 7　食べる喜びが飲み込みによって影響を受けている
質問 8　飲み込む時に食べ物がのどに引っかかる
質問 9　食べる時に咳が出る
質問10　飲み込むことはストレスが多い

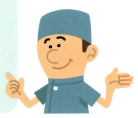

こんなことはありませんか？

こんな検査をします

● 何回唾液を飲み込めますか？

嚥下障害の検査としては，30秒間に何回ご自身の唾液を飲み込めるかを確認する「反復唾液飲みテスト」（「RSST」といいます）といった簡便な方法で，まずは安全を確認するようにします．

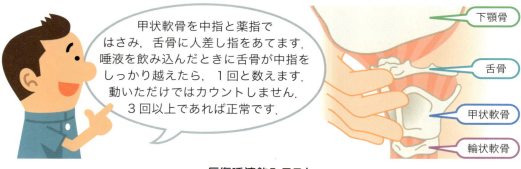

甲状軟骨を中指と薬指ではさみ，舌骨に人差し指をあてます．唾液を飲み込んだときに舌骨が中指をしっかり越えたら，1回と数えます．動いただけではカウントしません．3回以上であれば正常です．

反復唾液飲みテスト

● **むせずにお水が飲めますか？**

　それから，3 mL の冷水を飲んでもらう「改訂水飲みテスト」という検査を行い，このテストでむせることなく飲み込める場合は，さらに 30 mL の水で同じ検査（水飲みテスト）を行います．

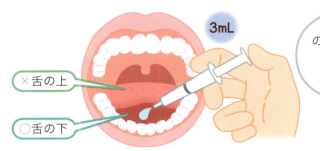

改訂水飲みテスト

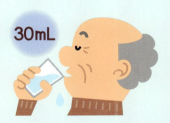

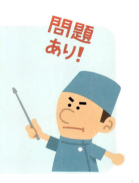

水飲みテストの判定基準
① 1 回でむせることなく飲むことができる
② 2 回以上に分けるが，むせることなく飲むことができる
③ 1 回で飲むことができるが，むせることがある
④ 2 回以上に分けて飲むにもかかわらず，むせることがある
⑤ むせることがしばしばで，全量飲むことが困難である
（③，④，⑤の場合は，なんらかの問題ありと判断します）

もしも異常がみつかったら…

　このような検査で嚥下障害が疑われた場合は，内視鏡を用いた嚥下内視鏡検査（「VE」といいます）やX線造影装置を用いた嚥下造影検査（「VF」といいます）でさらに詳しく原因などを調べます．これらの検査は嚥下障害の治療やリハビリテーションを専門にしている病院や診療所などで行われていますので，必要に応じてかかりつけの歯科から紹介してもらうことになります．もしくは，お住まいの歯科医師会などにご相談ください．

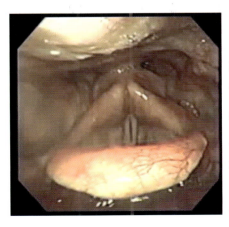

嚥下内視鏡検査
鼻から内視鏡（カメラ）を入れて，咽頭（のど）の中を観察する検査です．実際に食物などを食べていただきその様子を観察します．

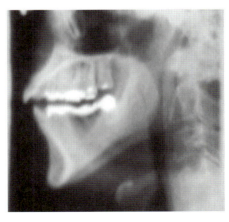

嚥下造影検査
顔から首のあたりを横からレントゲンで透視撮影して行う検査です．バリウムなどの造影剤を混ぜた食物を食べていただきその様子を観察します．

（津賀一弘，吉田光由）

4 お口の機能をチェック！③

話すときに気になることはないですか？

発語機能検査

お口の大事な役割の一つに"話す"ことがあります．人は，食べている時間（上下の歯が接している時間）より，話している時間（口を開けて，上あごに舌を近づけている時間）のほうがずっと長いのです．ですから，歯科の治療で口の中を整えるときには，話すことにも注意しなければいけません．

入れ歯を入れたらしゃべりにくくなった！？

口の中や歯が整っていなければきれいな言葉は出てきません．また，歯科の治療を受けると口の中の環境が変わります．特に入れ歯を入れたときの変化は大きく，入れ歯を入れて話すことになかなか慣れなかったり，発音しにくい言葉があったりして困ることがあります．特に，「サ」や「ラ」といった音は，入れ歯を入れた後などに発音しにくくなりやすいといわれています．それぞれの音は，口の中でつくられる場所とつくり方が決まっています．もし歯科の治療後に発音しにくい言葉があれば，この音のつくられる場所を思い浮かべて一度ご自分で確かめて，歯科医師に伝えてみてください（P.10 参照）．

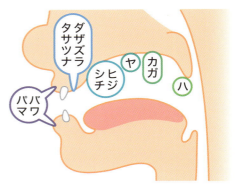

音のつくられる場所

最近しゃべりにくいのはどうして？

一方，高齢になると，入れ歯などを入れていなくても，話すときに気になることが増えてきます．「最近しゃべるときに唇や舌をかむことが多くなった」，「舌が回りにくくなった」，「しゃべりにくくなった」と感じることはありませんか？　それは口の筋肉の衰えによる，"お口の機能の低下"が原因かもしれません．

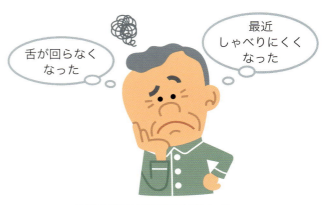

お口の筋肉が衰えているかも……

歯科医院ではこんな検査をします

　このような症状があれば，歯科医院ではいくつかの検査をすることがあります．

　たとえば，「タタタ……」「カカカ……」「パパパ……」と，それぞれの音をできるだけ早く繰り返し，1秒間に何回言えるかを数えます．

　また，水を入れたコップにストローをさして，連続で何秒間ブクブクとできるかを計ることもあります．これも話す力を測る大切な検査の一つです．

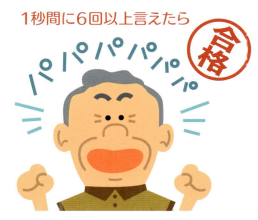

唇や舌の運動機能の検査
（オーラルディアドコキシス）

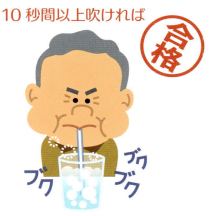

ブローイングテスト

お口を整えてたくさんおしゃべりをしましょう！

　海外の有名な医学雑誌『THE LANCET』に，「認知症の3分の1は予防できる」という論文が掲載されました．そこには，認知症につながる九つの危険な要因があげられています．高血圧や糖尿病などの生活習慣病のほか，難聴や孤独という項目もあります．認知症の予防には，人とコミュニケーションをとることがとても大切です．そしてコミュニケーションをとるためにまず大事なことは，お口の状態を整えることです．もし，今，話しにくいと感じることがあったら，是非，歯科医師に相談してください．そして，整ったお口で，たくさんおしゃべりをして，口の筋肉をよく使ってください．それはきっと健康で生き生きとした毎日につながるはずです．

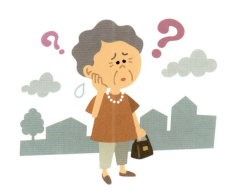

危険な要因	相対リスク
① 質の低い教育	1.6 倍
② 高血圧	1.6 倍
③ 肥満	1.6 倍
④ 難聴	1.9 倍
⑤ 喫煙	1.6 倍
⑥ 抑うつ	1.9 倍
⑦ 運動不足	1.4 倍
⑧ 孤独	1.6 倍
⑨ 糖尿病	1.5 倍

→ しゃべること，お口を使うことが大事！

認知症につながる9つの危険な要因（国際的に権威のあるランセット委員会の提案）

（市川哲雄）

5 お口のリハビリテーション①

もう一度食べやすく，しゃべりやすくなるために

どうして食べにくく，しゃべりにくくなるの？

　年をとると，お口の機能は少しずつ衰えますが，普通は日常生活での食事や会話に問題はありません．また，入れ歯の不調が原因で食べにくい，しゃべりにくいという場合は，調整したり，つくり直したりすることでよくなります．しかし，さまざまな病気が原因の「嚥下障害」(P.40 参照)や「構音障害」と診断されたら，早めのリハビリテーション（リハビリ）が必要です．

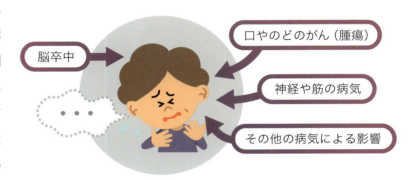

代表的な嚥下障害や構音障害の原因

まずは安全な食べ方から

　お口のリハビリは，医科では医師や言語聴覚士，歯科では歯科医師や歯科衛生士が担当します．リハビリは「訓練すること」というイメージがありますが，まずはかむ検査や飲み込みの検査（P.38〜41 参照）を行って，誤嚥（食べ物が気管に入ってしまうこと）や窒息を起こさない安全な食べ方を確認することが大切です．

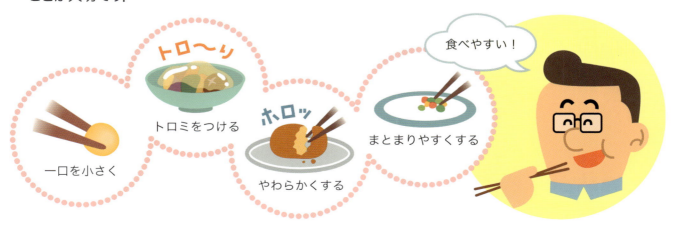

誤嚥や窒息しないための食事の工夫

お口の機能をよくするための体操

　食べたりしゃべったりするときのお口の機能は，あご，唇，ほお，舌，のどの動きによって成り立っています．これらのどこが弱っているかを見極めたうえで，適切な体操を選びます．

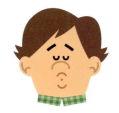
口をすぼめる

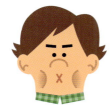
ほおをへこませる

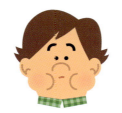
ほおをふくらませる

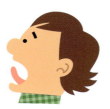
舌を持ち上げる

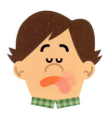
舌を回す

いろいろなお口の体操

舌の働きを助ける装置

　舌の手術や脳卒中の後遺症で舌の動きが悪くなると，舌と上あごの接触が不十分になり，飲み込みや発音に支障が生じます．こうした場合に，上あごに装着することで舌の接触を改善するのが「舌接触補助床（PAP）」です．舌の体操を併用することで，食べやすく，しゃべりやすくします．

のどの働きを助ける装置

　上あごの奥にある軟口蓋という部分は，発音や飲み込むときに持ち上がって，鼻とのどの間を遮断する役目を果たします．この動きが悪くなると，空気や食べ物が鼻にもれて，うまく食べたりしゃべったりしづらくなります．これを改善するために，上あごに装着して軟口蓋を持ち上げる装置が「軟口蓋挙上装置（PLP）」です．

お口のリハビリを受けるには？

　ここで紹介したリハビリ（食事指導，お口の体操，舌やのどの働きを助ける装置）は，いずれも歯科で保険適用されるもので，歯科の大学病院では専門の診療科が担当しています．しかし，一般の歯科医院では実施しているところが限られていますので，事前にお問い合わせされることをお勧めします．
　　　　　　　　　　　　　　　　　　（小野高裕）

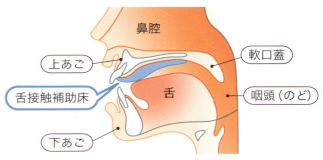

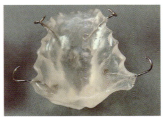
舌接触補助床（PAP）

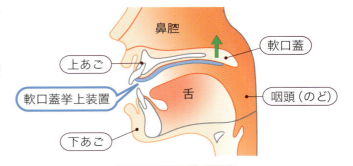

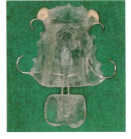
軟口蓋挙上装置（PLP）

お口のトラブル解決します！
補綴歯科へようこそ　　ISBN978-4-263-45839-6

2019年5月10日　第1版第1刷発行

編　集　公益社団法人
　　　　日本補綴歯科学会
発行者　白　石　泰　夫
発行所　医歯薬出版株式会社

〒113-8612　東京都文京区本駒込1-7-10
TEL.（03）5395-7638（編集）・7630（販売）
FAX.（03）5395-7639（編集）・7633（販売）
https://www.ishiyaku.co.jp/
郵便振替番号 00190-5-13816

乱丁，落丁の際はお取り替えいたします　　印刷・あづま堂印刷／製本・愛千製本所
© Ishiyaku Publishers, Inc., 2019. Printed in Japan

本書の複製権・翻訳権・翻案権・上映権・譲渡権・貸与権・公衆送信権（送信可能化権を含む）・口述権は，医歯薬出版（株）が保有します．
本書を無断で複製する行為（コピー，スキャン，デジタルデータ化など）は，「私的使用のための複製」などの著作権法上の限られた例外を除き禁じられています．また私的使用に該当する場合であっても，請負業者等の第三者に依頼し上記の行為を行うことは違法となります．

JCOPY ＜出版者著作権管理機構　委託出版物＞
本書をコピーやスキャン等により複製される場合は，そのつど事前に出版者著作権管理機構（電話 03-5244-5088, FAX 03-5244-5089, e-mail : info@jcopy.or.jp）の許諾を得てください．